前　言

本标准按照 GB/T 1.1－2009 给出的规则起草。

本标准的附录 A、B 为资料性附录，附录 C 为规范性附录。

本标准由中国针灸学会提出。

本标准由中国针灸学会标准化工作委员会归口。

本标准负责起草单位：湖北中医药大学。

本标准参加起草单位：北京中医药大学、武警北京总队第二医院、湖北省十堰市中医医院、武汉市中西医结合医院。

本标准主要起草人：吴绪平、张天民、郭长青、张秀芬、赵和平、黄伟、裴久国、吴洪阳、张平。

针刀基本技术操作规范

1 范围

本部分规定了针刀的术语和定义、操作步骤与要求、针刀治疗的适应症、间隔时间及疗程、注意事项与禁忌。

本部分适用于针刀基本技术操作。

2 术语和定义

下列术语和定义适用于本文件。

2.1 针刀 acupotomy

针刀是由针刀柄、针刀体和刀刃三部分组成，能够切割、分离病灶组织，具有疏通经络作用的治疗工具。

2.2 刀口线 linear cutting edge

针刀的刀刃端呈线形刃口，称刀口线，其方向与针刀柄一致。

2.3 针刀疗法 therapuetic methods of acupotomy

在针刀医学理论的指导下，应用针刀治疗疾病的方法。

2.4 针刀治疗点 therapuetic points of acupotomy

指病变组织解剖结构的体表投影点。

3 操作步骤与要求

3.1 施术前准备

3.1.1 刀具选择

根据治疗点，选用适宜的针刀，针刀型号见附录1。所选刀具应光滑、无锈蚀，刀刃应锐利、无卷刃，刀柄应牢固、无松动。

3.1.2 部位选择

根据病情，选择相应的针刀治疗点。如：各种慢性软组织损伤性疾病，选取损伤部位相应肌肉、韧带、筋膜在骨面起止点的体表投影点；神经卡压综合征，选取卡压部位 Tinel 征阳性点旁开 0.5cm 处；脊柱相关性疾病，选取相应脊柱棘突、棘间、两侧关节突关节囊及横突部位的体表投影点。

3.1.3 体位选择

根据病情，选择医者便于操作、患者适宜的体位。

3.1.4 环境要求

应建立针刀专用治疗室，每日进行环境消毒，宜使用紫外线消毒法或臭氧消毒法。工作人员应穿无菌手术衣，戴一次性口罩和手术帽。

3.1.5 消毒

3.1.5.1 刀具消毒

可采用高温消毒法，推荐使用一次性针刀。

3.1.5.2 部位消毒

施术部位用 0.5% 碘伏纱块或棉球消毒两遍，然后铺无菌洞巾，治疗点应在洞巾中间。

3.1.5.3 术者消毒

医者戴一次性口罩、手术帽，双手清洗干净后戴无菌手套。

3.1.6 局部浸润麻醉

每个针刀治疗点注射 1% 利多卡因 1mL，其用量应控制在每人每次 10mL 以内。

3.2 施术方法

3.2.1 持针刀姿势
术者以食指和拇指捏住针刀柄，中指在针刀体的中上部位托住针体，无名指和小指置于施术部位的皮肤上并作为针刀刺入时的一个支撑点，以控制针刀刺入的深度。

3.2.2 进针刀方法

3.2.2.1 定点
在确定病变部位、准确掌握该处的解剖结构后，在进针刀部位用记号笔做一标记。

3.2.2.2 定向
将刀刃压在进针刀点上，使刀口线与重要血管、神经及肌腱走行方向平行。

3.2.2.3 加压分离
持针刀手的拇、食指捏住针刀柄，其余3指托住针刀体，稍加压力不使刀刃刺破皮肤，使进针刀点处形成一个线形凹陷，将浅层神经和血管分离在刀刃两侧。

3.2.2.4 刺入
继续加压，快速刺破皮肤，匀速推进至病灶部位。

3.2.3 常用针刀刀法

3.2.3.1 纵行疏通法
针刀体以皮肤为中心，刀刃端在体内沿刀口线方向做纵向运动。

3.2.3.2 横行剥离法
针刀体以皮肤为中心，刀刃端在体内垂直刀口线方向做横向运动。

3.2.3.3 提插切割法
刀刃到达病变部位后，切割第1刀，然后针刀上提0.5cm，再向下插入0.5cm，切割第2刀，如此提插3刀为宜。

3.2.3.4 骨面铲剥法
针刀到达骨面，刀刃沿骨面或骨嵴将粘连的组织从骨面上铲开，感觉针刀下有松动感时为度。

3.2.3.5 通透剥离法
针刀刺破囊壁，经过囊内，刺破对侧囊壁。

3.2.4 出针刀
出针刀时，宜快速将针刀取出，压迫止血3分钟，并用无菌敷料或创可贴覆盖针刀施术部位。

3.3 施术后处理

3.3.1 全身情况的观察
针刀术后，患者卧床30分钟，防止施术部位出血。密切观察病人的生命体征，出现异常变化时，应及时对症处理。

3.3.2 预防感染
针刀术后，施术部位保持清洁、干燥，防止局部感染，24小时后去除无菌敷料或创可贴。

4 针刀治疗的适应症、间隔时间及疗程

4.1 针刀治疗的适应症
针刀治疗的适应症见附录B。

4.2 针刀治疗间隔时间及疗程
对于同一种疾病，针刀治疗间隔时间以5~7天为宜，一般3次为1个疗程，每个治疗点只做一次针刀治疗。

5 注意事项

5.1 针刀治疗前，患者应签署知情同意书。

5.2 患者精神紧张、劳累后或饥饿时不适宜运用本疗法。

5.3 妇女月经期、妊娠期及产后慎用本疗法。

5.4 瘢痕体质者慎用本疗法。

5.5 针刀治疗部位有毛发者宜备皮。

5.6 注意晕针刀的预防和处理，晕针刀的预防和处理方法见附录C.1。

5.7 注意断针刀的预防和处理，断针刀的预防和处理方法见附录C.2。

5.8 注意出血的预防和处理，出血的预防和处理方法见附录C.3。

6 禁忌

6.1 凝血机制异常者。

6.2 施术部位有红肿、灼热、皮肤感染、肌肉坏死，或在深部有脓肿者。

6.3 有心、脑、肾脏衰竭者。

6.4 患有糖尿病、皮肤破溃不易愈合者。

6.5 患有高血压病且血压不易控制者。

6.6 患有严重的代谢性疾病，如肝硬化、活动性结核患者。

6.7 施术部位有重要的神经血管，或有重要脏器而施术时无法避开者。

附　录　A
（资料性附录）
Ⅰ型齐平口针刀规格

Ⅰ型齐平口针刀根据其尺寸不同，分为Ⅰ型1号、Ⅰ型2号、Ⅰ型3号和Ⅰ型4号针刀（见下图）。

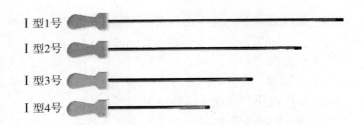

不同规格的Ⅰ型齐平口针刀

A.1　Ⅰ型1号针刀

全长15cm，针刀柄长2cm，针刀体长12cm，刀刃长1cm，针刀柄为一扁平葫芦形，针刀体为圆柱形，直径1mm，刀刃为锲形，末端扁平带刃，刀口线为1mm，刀口为齐平口，同时要使刀口线和刀柄在同一平面内，只有在同一平面内才能在刀刃刺入人体后，从刀柄的方向辨别刀口线在体内的方向。

A.2　Ⅰ型2号针刀

结构模型和Ⅰ型1号相同，只是针刀体长度比Ⅰ型1号短3cm，即针刀体长度为9cm，刀刃长1cm。

A.3　Ⅰ型3号针刀

结构模型和Ⅰ型1号相同，只是针刀体长度比Ⅰ型1号短5cm，即针刀体长度为7cm，刀刃长1cm。

A.4　Ⅰ型4号针刀

结构模型和Ⅰ型1号相同，只是针刀体长度比Ⅰ型1号短8cm，即针刀体长度为4cm，刀刃长1cm。

附 录 B
（资料性附录）

针刀治疗的适应症

B.1 各种慢性软组织损伤性疾病。

B.2 骨质增生性疾病与骨关节疾病。

B.3 神经卡压综合征。

B.4 与脊柱相关的慢性支气管炎、功能性心律失常、慢性胃炎等内科疾病。

B.5 与脊柱相关的痛经、月经不调、慢性盆腔炎等妇科疾病。

B.6 先天性斜颈、"O"形腿、"X"形腿等儿科疾病。

B.7 鸡眼、胼胝、带状疱疹后遗症等皮肤科疾病。

附 录 C
（规范性附录）
注意事项

C.1 晕针刀的预防和处理方法

C.1.1 晕针刀的预防

C.1.1.1 对于初次接受针刀治疗和精神紧张者，应先做好解释工作。

C.1.1.2 患者宜尽量采取舒适且能持久的体位，如卧位。

C.1.1.3 针刀治疗时，要密切注意患者的整体情况，如有晕针刀征兆，立即停止治疗。

C.1.2 晕针刀的处理方法

C.1.2.1 立即停止治疗，将针刀迅速取出，用无菌敷料或创可贴覆盖针刀施术部位。

C.1.2.2 让患者平卧，头部放低，松开衣带，注意保暖。

C.1.2.3 立即给予饮温开水，静卧休息，在上述处理的基础上，选取水沟、合谷、内关等腧穴进行针刺或指压。

C.1.2.4 重者应给予吸氧或做人工呼吸，或静脉推注50%葡萄糖10mL，或采取其他急救措施。

C.2 断针刀的预防和处理方法

C.2.1 断针刀的预防

C.2.1.1 术前要认真检查针刀有无锈蚀、裂纹，钢性和韧性是否合格，不合格者须剔除。

C.2.1.2 在进行针刀操作时，患者不可随意改变体位。

C.2.1.3 针刀刺入人体深部或骨关节内，应避免用力过猛；针刀体在体内弯曲时，不可强行取出针刀。

C.2.1.4 医者应常练指力，熟练掌握针刀操作技巧，做到操作手法稳、准、轻、巧。

C.2.2 断针刀的处理方法

C.2.2.1 术者应冷静，嘱患者不要恐惧，保持原有体位，防止针刀体残端向肌肉深层陷入。

C.2.2.2 若皮肤外尚露有针刀体残端，可用镊子钳出。

C.2.2.3 若针刀体残端与皮肤相平或稍低，但仍能看到残端时，可用拇、食两指按压针刀旁的皮肤，使之下陷，以使残端露出皮肤，再用镊子将针刀钳出。

C.2.2.4 针刀体残端完全没入皮肤下面，若残端下面是坚硬的骨面，可用力下压针刀孔两侧的皮肤，借骨面将残端顶出皮肤；若残端下面是软组织，可捏住该部肌肉，将残端向上托出；若断端很短，埋入人体深部，体表无法触及，应采用外科手术方法取出。手术宜就地进行，不宜搬动移位。必要时，可借助X线定位。

C.3 出血的预防和处理方法

C.3.1 出血的预防

C.3.1.1 熟练掌握治疗局部精细、立体的解剖知识，弄清周围血管的确切位置及体表投影。

C.3.1.2 术前应耐心询问患者病情，详细了解病史，做出、凝血时间检查。

C.3.1.3 严格按照进针刀方法操作，施术过程密切观察患者的反应。术者认真体会针下感觉，若针下有弹性阻力感，患者诉针下刺痛，应将针刀稍提起并略改变一下进针方向再行刺入；若施术部位在骨面，松解时刀刃不能离开骨面，更不可大幅度提插。

C.3.2 出血的处理方法

C.3.2.1 表浅血管出血

用消毒干棉球压迫止血。手足、头面、后枕部等小血管丰富处，针刀松解后，无论出血与否，都应常规按压针孔3~5分钟。若少量出血导致皮下青紫瘀斑者,可不必特殊处理,一般可自行消退。

C.3.2.2 深部血肿

一般较小的血肿,无需特殊处理,经过1~2周多能自行吸收。若局部肿胀疼痛明显或仍继续加重,可先做局部冷敷止血或肌注止血敏,48小时后,局部热敷,外擦活血化瘀药物以加速瘀血的消退和吸收。较大的血肿可在B超定位下穿刺抽除,同时局部用弹力绷带加压包扎。穿刺治疗无效,血肿不消或继续增大时,可切开引流并止血。

C.3.2.3 有重要脏器的部位出血

椎管内、胸腹腔内出血较多或不易止血者,需立即进行外科手术。